BEI GRIN MACHT SICH IHR WISSEN BEZAHLT

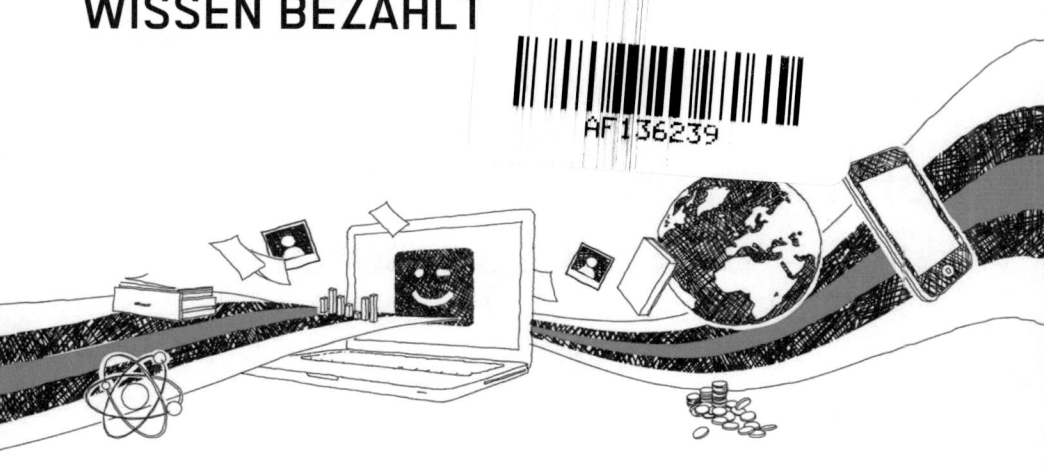

AF136239

- Wir veröffentlichen Ihre Hausarbeit, Bachelor- und Masterarbeit

- Ihr eigenes eBook und Buch - weltweit in allen wichtigen Shops

- Verdienen Sie an jedem Verkauf

Jetzt bei www.GRIN.com hochladen und kostenlos publizieren

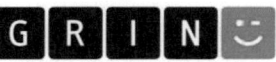

Der Wirkstoff Methylphenidat. Gesellschaftliche Verwendung und Verbreitung als Medikament und Leistungsdroge

Lisa Charlotte Hartmann

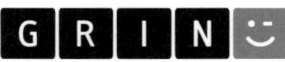

Bibliografische Information der Deutschen Nationalbibliothek:

Die Deutsche Nationalbibliothek verzeichnet diese Publikation in der Deutschen Nationalbibliografie; detaillierte bibliografische Daten sind im Internet über http://dnb.d-nb.de abrufbar.

ISBN: 9783346816566
Dieses Buch ist auch als E-Book erhältlich.

Druck und Bindung: Books on Demand GmbH, Norderstedt Germany
Gedruckt auf säurefreiem Papier aus verantwortungsvollen Quellen

Das vorliegende Werk wurde sorgfältig erarbeitet. Dennoch übernehmen Autoren und Verlag für die Richtigkeit von Angaben, Hinweisen, Links und Ratschlägen sowie eventuelle Druckfehler keine Haftung.

Das Buch bei GRIN: https://www.grin.com/document/1326700

Wirkstoff Methylphenidat –

Gesellschaftliche Verwendung und Verbreitung

als Medikament und Leistungsdroge

Lisa Charlotte Hartmann

Frankfurt am Main

Einreichungsdatum: 28.07.2022

Inhaltsverzeichnis

Abbildungsverzeichnis 3

1 Einleitung 4

2 Methylphenidat-haltige Präparate im Allgemeinen 4

    2.1 Hauptanwendungsgebiet und Indikation... 4

    2.2 Wirkmechanismus... 5

3 Missbrauch von Methylphenidat-haltigen Präparaten 5

    3.1 Medikamentenmissbrauch im Allgemeinen 5

    3.2 Konsumentengruppen und Gründe des Missbrauchs 7

        3.2.1 Allgemeine Rahmenbedingungen 7

        3.2.2 Schulkinder.. 7

        3.2.3 Studierende 8

        3.2.4 Erwerbstätige 9

    3.3 Abweichende Sichtweise zum Hirndoping 12

    3.4 Alternativen zum Hirndoping 12

4 Fazit 13

5 Literaturverzeichnis 15

Abbildungsverzeichnis

Abbildung	Titel	Seite
1	HISBUS-Befragung Hirndoping	9
2	DAK Bevölkerungsbefragung 2008: Medikamente zur Verbesserung der geistigen Leistungsfähigkeit oder psychischen Befindlichkeit bereits eingenommen?	10
3	DAK Bevölkerungsbefragung 2008: Ja, Medikamenten zur Verbesserung der geistigen Leistungsfähigkeit oder psychischen Befindlichkeit bereits eingenommen	10

1 Einleitung

Leistungsdruck und Versagensängste nehmen heutzutage bei vielen Menschen bereits in der Schulzeit ihren Anfang und ziehen sich dann weiter durch die individuelle Ausbildung bis hin in den späteren Beruf. Ein in der heutigen Gesellschaft vorherrschender Druck, kontinuierlich im Berufs- und auch im Privatleben erfolgreich zu sein und Bestleistungen zu erbringen, wird für viele Menschen früher oder später im Leben zu einer großen Belastung.

Der allgemein verbreitete Koffeinkonsum in Form von bspw. Kaffee oder Energy-Drinks ist ein alltägliches Mittel, um jenem Stress und aufkommender Erschöpfung entgegenzuwirken. Wenn Koffein allein allerdings nicht mehr genug ist, um den persönlichen Ansprüchen gerecht zu werden, greifen einige Menschen mittlerweile zu leistungssteigernden Arzneimitteln.

Die vorliegende Hausarbeit setzt sich mit dem Wirkstoff Methylphenidat und der verbreiteten missbräuchlichen Verwendung der daraus hergestellten Arzneimittel in weiten Teilen verschiedener Bevölkerungs- und Altersgruppen auseinander.

Zunächst erfolgt eine Vorstellung des Wirkstoffs Methylphenidat mit dessen medizinischen Hauptanwendungsgebiet, der Indikation zur Einnahme eines solchen Präparats und einem allgemeinen Wirkmechanismus. Des Weiteren wird auf den Missbrauch mit betreffenden Präparaten eingegangen, aus welchen Gründen sie konsumiert werden und welche Bevölkerungsgruppen dafür besonders anfällig sind.

Abschließend werden abweichende Sichtweisen und natürliche Alternativen zur Leistungssteigerung durch die Einnahme von Medikamenten beleuchtet.

Das Ziel dieser Hausarbeit besteht darin, über den Wirkstoff Methylphenidat und den damit verbundenen Missbrauch aufzuklären und außerdem die Hintergründe zu erörtern, wer und vor allem warum mittlerweile viele Menschen zu leistungsfördernden Mitteln greifen.

2 Methylphenidat im Allgemeinen

2.1 Hauptanwendungsgebiet und Indikation

Das Hauptanwendungsgebiet von Methylphenidat-haltigen Präparaten ist heutzutage die Behandlung von einer Aufmerksamkeitsdefizit-/Hyperaktivitätsstörung (ADHS) bei Kindern und/oder Erwachsenen (vgl. Maucher & Alnouri, 2019, online).

Wenn eine ADHS vorliegt, ist das Verabreichen von einem Methylphenidat-haltigen Präparat Teil einer therapeutischen Gesamtstrategie, welche zusätzlich zu der pharmakologischen Behandlung noch pädagogische, psychologische und soziale Maßnahmen beinhaltet. Ein solches Präparat wird Kindern mit der Diagnose ADHS bereits ab einem Alter von

sechs Jahren verabreicht, sofern die Behandlung durch einen Spezialisten für Verhaltens-
störungen bei Kindern angeordnet wurde und alternative therapeutische Maßnahmen zu
keiner deutlichen Verbesserung der bestehenden Symptome geführt haben (vgl. Novartis
Pharma, 2014, online).

2.2 Wirkmechanismus

Das Psychostimulans Methylphenidat hat deutliche Effekte auf zentraler und auch motori-
scher Ebene. Die Wirkung des Sympathikus wird dabei indirekt verstärkt, indem Noradre-
nalin aus intraneuronalen Speichern adrenerger Neurone freigesetzt wird. Gleichzeitig findet eine Hemmung der Wiederaufnahme statt. Bei steigender Konzentration des Wirkstoffs
im zentralen Nervensystem wird zusätzlich Dopamin freigesetzt und ebenfalls dessen Wiederaufnahme gehemmt.

Insgesamt äußert sich die Wirkung von Methylphenidat in Form von gesteigerter Konzent-
rationsfähigkeit und erhöhter Entscheidungs- und Leistungsbereitschaft, während gleichzeitig die Wahrnehmung von Müdigkeit und körperlicher Abgeschlagenheit abnimmt (vgl.
Maucher & Alnouri, 2019, online).
Trotz gegebener Verschreibungspflichtigkeit und oftmals gar nicht vorhandener ADHS, ist
deshalb der Wirkstoff ein häufig und verdeckt genutztes Mittel zur simplen Leistungssteigerung bei Personen unterschiedlicher Alters- und Berufsgruppen.

3 Missbrauch von Methylphenidat

3.1 Medikamentenmissbrauch im Allgemeinen

Der Missbrauch von Medikamenten ist der Allgemeinheit bereits seit Jahren im Zusam-
menhang mit der nicht legalen Verwendung von anabolen Steroiden (kurz Anabolika) im
Sport bekannt und wird im normalen Sprachgebrauch als Doping bezeichnet.
Anabolika wurden ursprünglich als Medikament entwickelt und fanden bei Krankheiten wie
Osteoporose, Minderwuchs und Anorexie ihre Anwendung (vgl. Kohlmayr, Antwerpes,
Güler, Wocker & Römer, 2022, online).
Erst seit einigen Jahren ist die missbräuchliche Verwendung von bestimmten Medikamenten zur Steigerung und Veränderung der Gehirnfunktion publik geworden und wird für ge-
wöhnlich als *Hirndoping* bezeichnet.
Gemäß dem Beauftragten der Bundesregierung für Drogen und Sucht beschreibt der Begriff *Medikamentenmissbrauch* den nicht bestimmungsgemäßen Gebrauch von Medikamenten, ohne dass eine Krankheit besteht, die eine entsprechende Therapie erfordert. Dabei wird auch ein Konsum höher als die verschriebene Dosis und länger als die verordnete

Anwendungsdauer bereits als Missbrauch klassifiziert (vgl. Der Beauftragte cer Bundesregierung für Sucht- und Drogenfragen, 2022, online). In der Wissenschaft wird das Hirndoping bzw. die Beeinflussung der Gehirnfunktion durch die Einnahme von pharmazeutischen Substanzen als *Neuroenhancement* und spezifischer als pharmakologisches Neuroenhancement bezeichnet.

In einer weiteren Differenzierung wird Neuroenhancement in die beiden Bereiche Cognitive Enhancement und Mood Enhancement unterteilt. Im ersten Fall handelt es sich um die Steigerung von kognitiven Leistungen wie beispielsweise das Denken, Erinnern und Planen, aber auch das Erkennen von Zusammenhängen. Der zweite Bereich betrifft die Einflussnahme auf das Gehirn, um die sensorischen Leistungen bezüglich der Wahrnehmung zu beeinflussen. In der Konsequenz ergeben sich daraus eine Verbesserung der Stimmung und des Wohlbefindens und damit eine einhergehende gesteigerte Selbstsicherheit, sodass die Anwenderinnen und Anwender in der Öffentlichkeit häufig deutlich *„smarter"* erscheinen (vgl. Franke, 2019, S. 49; vgl. Lieb, 2010, S. 16).

Eine weitere Enhancement Kategorie ist das sogenannte Soft-Enhancement, welches ebenfalls die kognitive Leistungssteigerung betrifft. Hierbei werden ebenfalls Substanzen ohne medizinische Indikation konsumiert, jedoch ist der große Unterschied, dass die eingenommenen Präparate frei zugänglich sind. Zu den Substanzen zählen neben Koffein jegliche Arten von pflanzlichen bzw. homöopathischen Substanzen, Vitaminpräparate und Nahrungsergänzungsmittel (vgl. Franke, 2019, S. 46 f.; vgl. Middendorf, Poskowsky & Isserstedt, 2012, S.14).

Jene Mittel, die in Supermärkten, Drogerien, aber auch in Apotheken frei zugänglich erworben werden können, werden unter dem Begriff „Over-the-Counter-Drugs (OTC-Drugs)" geführt (vgl. Franke, 2019, S. 47). Diese werden meistens angewendet, um nicht ausreichende Erholung, z.B. durch zu wenig Schlaf, zu kompensieren. Zudem wird häufig versucht, zu wenig körperliche Betätigung oder eine fehlende gesunde Ernährung auszugleichen. Oftmals streben die Anwender auch danach, die negativen Folgen eines ineffektiven Zeitmanagements zu minimieren (vgl. Franke & Lieb, 2013, S. 100 ff.).

Eine zusätzliche Kategorie bilden Neuroenhancement Drugs, ferner als „Smart Drugs" bezeichnet. Jene werden für die kognitive Steigerung der Hirnfunktion genutzt und zu ihnen zählen hauptsächlich Psychostimulanzien, Antidementiva und „Wachmacher"-Stimulanzien. Bei der Wirkstoffgruppe der Psychostimulanzien findet Methylphenidat neben Dextro-Amphetamin und Amphetamin-Salzen Anwendung (vgl. Franke, 2019, S. 45; vgl. Lieb, 2010, S. 21).

3.2 Konsumentengruppen und Gründe des Missbrauchs

3.2.1 Allgemeine Rahmenbedingungen

Die heutige westliche Gesellschaft wird geprägt durch den ständigen Wachstumsgedanken, alles müsse immer schneller, besser und effektiver werden. Das Verharren auf dem Bestehenden ist nicht ausreichend (vgl. Franke, 2019, S. 21).

Während in der Vergangenheit ein starker und gesunder Körper in vielen Fällen genügte, um im Berufsleben bestehen zu können, stehen in der modernen Gesellschaft vor allem die geistigen Fähigkeiten im Vordergrund. Jene sind kontinuierlich durch ständige Fortbildung auf dem neusten Stand zu halten (vgl. Lieb, 2010, S. 27).

Hinzu kommt, dass vor allem in der westlich-geprägten Bevölkerung neben der beruflichen Tätigkeit ein immer größerer Erwartungsdruck herrscht, auch im privaten Bereich und in der eigenen Freizeit aktiv und erfolgreich zu sein. Um all dies zu meistern und die nötige Energie aufzubringen, greifen Menschen aus verschiedenen Alters- und Berufsgruppen unter anderem zu Methylphenidat-haltigen Präparaten.

Aus den unterschiedlichsten Quellen ist bekannt, dass der Missbrauch von Methylphenidat gehäuft in den folgenden drei Gruppen auftritt: Bei Schulkindern, Studierenden und Erwerbstätigen. Auf die einzelnen Gruppen wird im Folgenden eingegangen.

3.2.2 Schulkinder

Bereits in der Schul- und Ausbildungszeit erfahren Kinder und Jugendliche die Doppelbelastung von Lernen und Freizeit. Schon in der frühen Schullaufbahn nimmt das Streben nach Leistung und Erfolg bei vielen Menschen den Anfang. Neben Klassenarbeiten sind oft noch Hausarbeiten und/oder Präsentationen zu bearbeiten, meistens alles noch eng getaktet. So steigert sich der Leistungsdruck bis zum Abschluss.

Besonders in der Oberstufe sind die Vorbereitungszeit und die Abschlussklausuren mit großem Lernaufwand verbunden und führen zu erheblichem Stress. Dadurch greifen viele Schülerinnen und Schüler zunächst zu koffeinhaltigen Mitteln, was sich in einigen Fällen bis zur Verwendung von leistungssteigernden Substanzen wie Methylphenidat ausweitet. Allerdings gibt es keine Untersuchungen mit spezifischen Zahlen zu dieser Art von Missbrauch. Laut Aussage der Hochschule der Bundesagentur für Arbeit sei die missbräuchliche Anwendung dieser Medikamente ein Tabuthema (vgl. Reichert, 2019, online).

Bedenklich sind die Ergebnisse, die durch das US National Institute of Health im April 2008 bekannt gegeben wurden: Ein Drittel der befragten Eltern würden sich genötigt sehen, ihren Kindern derartige Medikamente auszuhändigen, wenn andere Kinder an der Schule sie ebenfalls konsumieren würden (vgl. Maher, 2008, S. 674 f.).

3.2.3 Studierende

Laut der HISBUS-Studie, durchgeführt von dem HIS-Institut für Hochschulforschung im Auftrag des Bundesministeriums für Gesundheit, empfinden fast 31% der befragten Studierenden einen erheblichen Leistungsdruck im Studium. Bei Studenten der Fachbereiche Medizin und Gesundheit ist der Anteil sogar noch höher.

Ähnlich wie bei den Schulkindern und Auszubildenden sind die Zeiten der Prüfungsvorbereitung und die Prüfungssituation selbst jene Phasen, in denen Hirndoping vermehrt zur Anwendung kommt. Die Ursachen für die Belastung sind breit gefächert. 72% der Studierenden haben Probleme mit dem Ausmaß des Lernumfanges. Zudem überfordern sie d e Anforderungen und der Schwierigkeitsgrad, sodass sie einen sehr hohen Zeit- und Lernaufwand betreiben müssen. In der Konsequenz fehlt es an Freiräumen und Freizeit, um einen Ausgleich zum Studium zu schaffen. Das wohl bekannteste hieraus resultierende Symptom ist Schlafmangel (vgl. Middendorf et al., 2012, S. 1 ff.).

Wie viele Konsumenten erhoffen sich die betreffenden Studierenden, mit der Einnahme von pharmakologischen Neuroenhancement-Substanzen die zuvor benannten Belastungen zu mindern. So erwarten sie, schneller lernen zu können und damit mehr Lernumfang in weniger Zeit zu schaffen. Neben der Bekämpfung des Leistungs- und Konkurrenzdrucks nehmen Studenten betreffende Mittel des Öfteren auch zur Schmerz- und Nervositätsbekämpfung ein. In nur geringem Umfang erfolgt die Einnahme aus Neugier und/oder, weil andere Kommilitonen derartige Mittel ebenfalls einnehmen.

Zusätzlich wird auch eine ausgeglichene Work-Life-Balance angestrebt, die ein unbeschwerteres Leben neben den Belastungen des Studiums ermöglichen soll. Den Lernenden geht es neben den Verpflichtungen von Schule und Universität auch darum, stets aktiv und erreichbar auf den sozialen Medien zu sein, was zusätzlichen Druck erzeugt (vg . Reichert, 2019, online).

Gemäß der Studie sind 84% der Studierenden darüber im Bilde, dass in ihrer Gruppe oftmals Stoffe zur kognitiven Leistungssteigerung eingenommen werden. Dies ist beim männlichen wie auch beim weiblichen Geschlecht gleichermaßen bekannt. Die Quellen, woher dieses Wissen über die Verwendung solcher Substanzen stammt, konnte in der Studie nicht abschließend geklärt werden (vgl. Middendorf et al., 2012, S. 11).

71% der Befragten lehnen eine Einnahme von entsprechenden leistungssteigernden Substanzen ab. Nur 8 % machen gelegentlich und 4 % regelmäßig Gebrauch von pharmakologischen Neuroenhancement-Mitteln, lediglich 1% häufiger.

Männliche Studierende greifen indes häufiger zu betreffenden Mitteln als weibliche. Des Weiteren nutzen ältere Studierende Smart Drugs häufiger als jüngere.

Unter den sozio-demografischen Merkmalen zeigen sich bei der sozialen Herkunft der

Eltern keine Unterschiede bei der Anwendung von Hirndoping (vgl. Middendorf et al., 2012, S. 12).

Von den Studierenden am häufigsten verwendet werden die bewusstseinsverändernden Stoffe Cannabis, Methylphenidat und Amphetamine. Die nachfolgende Abbildung zeigt die entsprechenden Prozentzahlen der Einzeleinnahme sowie von Mehrfachanwendung.

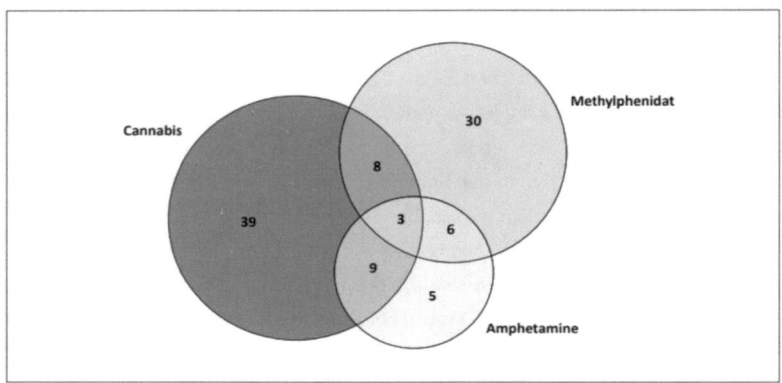

Abb. 1: HISBUS-Befragung Hirndoping: Erfahrungen mit den Substanzen Cannabis, Methylphenidat und Amphetaminen in % der Anwender und Anwenderinnen dieser drei Substanzen (Middendorf et al. 2012, S. 17)

Wie man anhand der Grafik sieht, stellt die häufigste Form von Hirndoping mit einem Anteil von 39% Cannabis dar, dicht gefolgt von Methylphenidat mit einem Anteil von 30%. Lediglich 5% der Studierenden greifen zu Amphetaminen. Mehrfacheinnahmen bilden eine Minderheit (vgl. Middendorf et al., 2012, S. 17).

3.2.4 Erwerbstätige

Die Situation von Hirndoping am Arbeitsplatz, betrieben von Erwerbstätigen, ist im DAK-Gesundheitsreport von 2009 untersucht und beschrieben worden. Dieser basiert auf der Befragung von über 3.000 Erwerbstätigen im Alter zwischen 20 und 50 Jahren. Dabei wurde ermittelt, dass genannte Medikamente auch bei Gesunden eine Wirkung entfalten können, wenngleich sie primär zur Behandlung des Nachlassens der kognitiven Leistung, bedingt durch Krankheit und Alter, entwickelt wurden (vgl. IGES Institut GmbH, 2009, S. 37, online).

Eine Umfrage des Wissenschaftsmagazins „Nature" unter mehr als 1000 Wissenschaftlern ergab, dass jeder fünfte Befragte bereits Medikamente zur mentalen Leistungssteigerung eingenommen hatte, ohne dass dabei eine medizinische Indikation vorlag (vgl. IGES Institut GmbH, 2009, S. 38, online).

Die Untersuchung ergab, dass etwas mehr als 10% der Männer und knapp 25% der Frauen leistungssteigernde Medikamente konsumieren oder in der Vergangenheit bereits konsumiert haben, im Mittel also 17% der Befragten, wie der Abbildung 2 zu entnehmen ist.

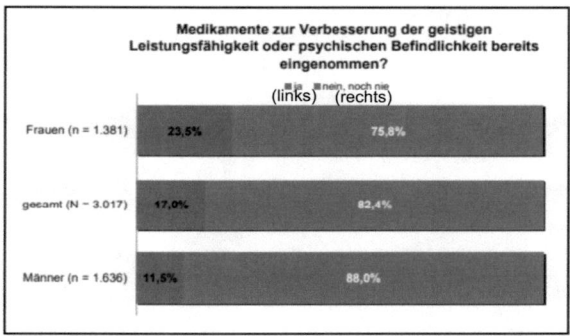

Abb.2: DAK-Bevölkerungsbefragung 2008: Nehmen Sie gegenwärtig Medikamente zur Verbesserung Ihrer geistigen Leistungsfähigkeit oder psychischen Befindlichkeiten bzw. haben Sie bereits solche Medikamente eingenommen? (IGES Institut GmbH, 2009, S. 54, online)

Wird die Studie um die Frage ergänzt, wie oft die Medikamente ohne eine medizinische Notwendigkeit verwendet werden, wird innerhalb der Gruppe der Befragten deutlich, dass geschlechterübergreifend mehr als ein Viertel der Konsumenten diese Mittel bereits ohne Indiktion angewendet haben. Männer taten dies sogar noch häufiger als Frauen, wie in Abbildung 3 zu sehen ist (vgl. IGES Institut GmbH, 2009, S. 54 f., online).

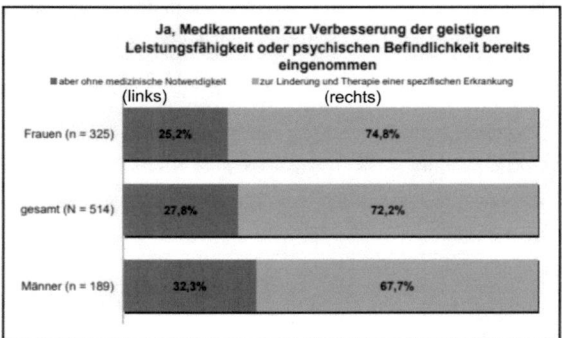

Abb. 3: DAK Bevölkerungsbefragung 2008: Gründe, warum Medikamente zur Verbesserung der geistigen Leistungsfähigkeit oder psychischen Befindlichkeit eingenommen werden/wurden, gesamt und differenziert nach Geschlecht. (IGES Institut GmbH, 2009, S. 55, online)

Keine oder nur geringe Risiken infolge der Verwendung von leistungssteigernden Substanzen sehen nur 3,4 % der Befragten. Allerdings werden die Risiken im Vergleich zum Nutzen von jedem Fünften als hinnehmbar bewertet.

Dagegen ergab eine Befragung der Zeitschrift „Gehirn & Geist", dass 60% von allerdings nur 170 befragten Personen leistungssteigernde Medikamente nähmen, wenn sich keine Nebenwirkungen einstellen würden (vgl. IGES Institut GmbH, 2009, S. 37, online).

Die Bezugsquellen der Neuroenhancement Präparate, die ohne medizinische Verschreibung eingenommen werden, sind vielfältig. Zum größten Teil werden sie ohne Rezept von einer örtlichen oder Internetapotheke, Kollegen, Freunden, Familie oder anderen Quellen bezogen (vgl. IGES Institut GmbH, 2009, S. 58, online).

Das Motiv der Hirndoping-betreibenden Erwerbstätigen, eine Verbesserung ihrer kognitiven Gedächtnisleistung zu erzielen, ist dem der Studierenden sehr ähnlich. Auch an die Berufstätigen stellt die heutige Gesellschaft weitaus höhere Anforderungen an deren geistige Fähigkeiten als noch in der Vergangenheit. Sie müssen bezüglich des Ortes und des Zeitpunkts der erbrachten Arbeit flexibler sein, um die vielfältigen Aufgaben lösungsorientiert zu erfüllen. Daraus ergibt sich auch ein geändertes Bild des idealen Mitarbeiters, der schlauer, schneller und effektiver ist als früher, besonders im Vergleich mit den Kollegen. Dies führt zu Termindruck, Wettbewerb unter Kollegen und erfordert anhaltende Ausdauer und große Stressresistenz. Diese Anforderungen soll der Arbeitende üblicherweise auf Dauer erfüllen (vgl. IGES Institut GmbH, 2009, S. 37, online).

Neben dem anspruchsvollen Arbeitsalltag bestehen bei den Erwerbstätigen zunehmende weitere Anforderungen und Belastungen in der Freizeit. Laut einer Umfrage der Techniker-Krankenkasse fühlen sich 60% der 30-40 Jährigen in der Freizeit zunehmend gestresst, da sie selbst im Urlaub den Druck verspüren, in sozialen Medien aktiv zu sein (vgl. Reichert, 2019, online).

Von vielen Chirurginnen und Chirurgen, die in ihrem Arbeitsalltag bekanntermaßen anspruchs- und verantwortungsvolle Tätigkeiten unter hohem Erfolgsdruck absolvieren müssen, ist ebenfalls bekannt, dass viele von Ihnen Hirndoping betreiben. Dies tun sie nicht nur wegen des fordernden Arbeitsalltags, sondern es ist gleichzeitig auch eine Bewältigungsstrategie, um ihre Freizeit nutzen und genießen zu können. Zu diesem Ergebnis kommt eine Untersuchung unter erwerbstätigen Chirurgen (vgl. Franke, 2019, S. 27 f.).

Die von den Konsumenten erhoffte grundsätzliche Steigerung der kognitiven Leistung ist tatsächlich jedoch kaum gegeben. Gemäß dem Hessischen Ärzteblatt 2013 sind die Auswirkungen der Neuroenhancement Substanzen durchweg ähnlich zu Koffein. Wirkungsvoller sind die Mittel hingegen bei bereits bestehendem Schlafdefizit, besonders jene pharmakologischen Neuroenhancement Substanzen, die bei einfachen kognitiven Funktionen eine erhebliche Verbesserung verursachen. Besteht jedoch kein Schlafdefizit, ist die Verbesserung der Gedächtnisleistungen nur gering (vgl. Franke & Lieb, 2013, S. 100 ff.)

Aktuell gibt es noch keine genauen Zahlen, in welchem Umfang Arbeitnehmerinnen und Arbeitnehmer versuchen, mit Hilfe von pharmakologischen Neuroenhancement Substanzen die eigene Performanz zu verbessern. Die Annahme, die Einnahme von Stimulantien zur kognitiven Leistungssteigerung sei bereits sehr verbreitet, lässt sich nicht bestätigen (vgl. IGES Institut GmbH, 2009, S. 52, online).

3.3 Abweichende Sichtweise zum Hirndoping

Bereits im Jahr 2009 forderte eine Expertengruppe, koordiniert vom Institut für qualifizierte Innovationsforschung & -beratung (IQIB), eine offene und liberale Sichtweise in Bezug auf pharmakologisches Neuroenhancement, welche aber weiterhin kritisch gehalten werden soll. Die von den Gegnern des pharmakologischen Neuroenhancement geäußerten ethischen Einwände, die Verwendung der Substanzen sei widernatürlich, teilt die genannte Expertengruppe nicht. Laut ihnen könnten Mittel, die bei entsprechender Indikation rechtmäßig verordnet werden, per se nicht problematisch sein. Bei der Betrachtung der möglichen Persönlichkeitsveränderungen müsse man den negativen Aspekten auch die positiven gegenüberstellen, die möglicherweise sogar beabsichtigt wären.

Kritisch sehen die Experten aber eine mögliche Suchtgefahr, weshalb ab einem gewissen Grad die Verwendung dieser Stoffe verboten werden solle (vgl. Klinkhammer, 2009, S 2179).

Der hervorstechendste Kritikpunkt jener Experten ist allerdings, dass bei der Anwendung von zurzeit zur Verfügung stehenden Psychopharmaka bei Gesunden die Wirksamkeit und Sicherheit langfristig nicht geklärt sei.

Eine generelle Kritik an dem Memorandum besteht darin, dass die Expertengruppe das Thema lediglich theoretisch behandelte, ohne dass empirische Ergebnisse erhoben oder mitverwandt wurden (vgl. Klinkhammer, 2009, S. 2179).

Grundsätzlich gibt es in der Wissenschaft konträre Meinung. So forderten beispielsweise Wissenschaftler der Stanford University in Kalifornien die Liberalisierung des Hirndopings. Laut ihnen sollten „kompetente Erwachsene" Medikamente zum Hirndoping verwenden dürfen. (vgl. Lieb, 2010, S. 153)

3.4 Alternativen zum Hirndoping

Andere, natürliche Möglichkeiten zum Erhalt und zur Steigerung der geistigen und körperlichen Leistungsfähigkeit beziehen sich hauptsächlich auf die Alltagsgestaltung. Bekannt ist sicherlich, dass ausreichender Schlaf für die Gesundheit unentbehrlich ist. Dieser sollte bei Erwachsenen möglichst eine Dauer von sieben Stunden haben und in der Nacht erfolgen. Zudem sollte während des Schlafs eine ausreichend lange Tiefschlafphase erreicht werden. Der Schlaf dient nicht allein als Erholungsphase für Körper und Geist, sondern er ist auch essentiell für die Verarbeitung der Ereignisse und des Wissens, welche am Tag erlebt und erlernt wurden (vgl. Franke, 2019, S. 192 ff.; vgl. Lieb, 2010, S. 140 f.). Des Weiteren fördert eine gesunde und ausgewogene Ernährung neben der allgemeinen Gesundheit die Leistung des Gehirns. Zunächst sollten die Mahlzeiten in normalem Maß zu sich genommen und darauf geachtet werden, dass ein ausgewogenes Verhältnis der Makronährstoffe gegeben ist. Die ausreichende Aufnahme von Mikronährstoffen wie Vitaminen und Mineralstoffen ist ebenfalls von großer Bedeutung. Zu große Mahlzeiten sind einerseits geistigen Höchstleistungen abträglich und verhindern andererseits, besonders kurz vor dem Schlafengehen, einen tiefen erholsamen Schlaf (vgl. Franke, 2019, S. 204 ff.).

Bewegung in Form von Sport, Entspannungsübungen oder auch allgemeiner körperlicher Aktivität sind unerlässlich für die Gesundheit und damit für eine gute und andauernde Gehirnleistung. Dabei ist es unbedeutend, welche Art der Bewegung praktiziert wird. Wichtig ist nur, dass es einen körperlichen Ausgleich zur geistigen Leistung darstellt. Vor Allem nach Stressphasen sind angemessene Ruhephasen erforderlich, die Körper und Geist die Chance auf Erholung bieten (vgl. Franke, 2019, S. 201 ff.; vgl. Lieb, 2010, S. 145 f.).

Weiterhin ist auch eine frühzeitige und strukturierte Zeitplanung von Vorteil. Das Setzen von definierten (Zwischen-) Zielen ermöglicht eine gute Kontrolle der anstehenden Tätigkeiten und mindert die Sorge vor Überforderung und Versagen für die nachfolgende Zeit. Ein gutes Zeitmanagement zu haben, hilft gleichermaßen Schülern, Studenten und Erwerbstätigen, aber genauso allen übrigen Personen (vgl. Franke, 2019, S. 197 ff.; vgl. Lieb, 2010, S. 138 f.).

4 Fazit

Methylphenidat-haltige Präparate sind verschreibungspflichtig und eigentlich dafür bestimmt, Menschen mit von Experten diagnostizierter ADHS zu behandeln.

Seit bekannt ist, dass sich der Wirkstoff auf Menschen ohne derartige Diagnose leistungs- und konzentrationssteigernd auswirkt, werden betreffende Arzneimittel allerdings vielfach ohne echte Indikation eingenommen.

Die Datenlage darüber, wie viele Menschen tatsächlich betreffende Medikamente nur zur persönlichen Leistungssteigerung missbräuchlich verwenden und in welchen Alters- oder

Berufsgruppen dies wie häufig vorkommt, ist bislang unzureichend und nicht eindeutig. Dies ist nicht zuletzt deshalb der Fall, weil die Anwendung jener Arzneimittel meist ohne gesicherte Indikation oder ausgestelltem Rezept, somit also oft im Stillen, stattfindet.

Sicher ist dennoch, dass der von der heutigen Gesellschaft zunehmende Druck auf das Individuum, in sämtlichen Lebensbereichen Erfolge schon in jungen Jahren vor allem durch geistige Leistungen zu erzielen, jene Entwicklungen sogar noch begünstigt.

Wie in dieser Arbeit dargelegt, geht der Trend eher hin zu einer Leistungsgesellschaft und somit auch zum Hirndoping, als dass er sich davon entfernt. Des Weiteren ist davon auszugehen, dass die Zahl derer, die zu leistungssteigernden Präparaten greifen, eher steigen als sinken wird.

Es wurde außerdem deutlich, dass in einigen Bereichen der Gesellschaft das Hirndoping schon stillschweigend etabliert ist, um bestimmte Herausforderungen zu bewältigen.

Alternativen dazu, wie ein gesunder Lebensstil, ausreichend und guter Schlaf und/oder eine bessere Tageseinteilung, rücken angesichts der Möglichkeit, die persönliche Leistungsfähigkeit durch die simple Einnahme eines Medikaments zu steigern, bei vielen Anwendern und Anwenderinnen in den Hintergrund.

5 Literaturverzeichnis

Der Beauftragte der Bundesregierung für Sucht- und Drogenfragen (Hg.) (2022): Medikamente. Online verfügbar unter https://www.bundesdrogenbeauftragter.de/themen/medikamentenmissbrauch/, zuletzt geprüft am 30.06.2022.

Franke, A. G. (2019): Hirndoping & Co – Die optimierte Gesellschaft. Berlin: Springer Verlag.

Franke, A. G.; Lieb, K. (2013): Pharmakologisches „Cognitive Enhancement". In: *Hessisches Ärzteblatt* (2).

I. Maucher; N. Alnouri (2019): Methylphenidat. aus der Fachinformation Ritalin. Hg. v. Gelbe Liste Pharmaindex. Online verfügbar unter https://www.gelbe-liste.de/wirkstoffe/Methylphenidat_1306, zuletzt aktualisiert am 24.06.2019, zuletzt geprüft am 22.07.2022.

IGES Institut GmbH (2009): DAK Gesundheitsreport 2009. Hg. v. DAK. Online verfügbar unter https://www.i-ges.com/e6/e1621/e10211/e6061/e6064/e6199/e9682/e9684/attr_objs9687/DAK_Gesundheitsreport_2009_ger.pdf, zuletzt geprüft am 10.07.2022.

Klinkhammer, G. (2009): Neuroenhancement: Auf dem Weg zum optimierten Gehirn. In: *Deutsches Ärzteblatt* (44/106), S. 2179.

L. Kohlmayr; F. Antwerpes; I. Güler; M. Wocker; G. Römer (2022): Anabolikum. Hg. v. DocCheck Community GmbH. Online verfügbar unter https://flexikon.doccheck.com/de/Anabolikum, zuletzt geprüft am 30.06.2022.

Lieb, K. (2010): Hirndoping. Warum wir nicht alles schlucken sollten. Mannheim: Artemis & Winkler Verlag.

Maher, B. (2008): Poll results: look who´s doping. In: *Nature* (Vol 452), S. 674 f.

Middendorf, E.; Poskowsky, J.; Isserstedt, W. (2012): Formen der Stresskompensation und Leistungssteigerung bei Studierenden. HISBUS-Befragung zur Verbreitung und zu Mustern von Hirndoping und Medikamentenmissbrauch. In: *HIS: Forum Hochschule* (01).

Novartis Pharma (2014): Fachinformation Ritalin® 10 mg Tabletten. Hg. v. iMedikament.de. Online verfügbar unter https://imedikament.de/ritalin-10-mg-tabletten/fachinformation, zuletzt aktualisiert am 15.10.2014, zuletzt geprüft am 23.07.2022.

Reichert, B. (2019): Bessere Leistung per Pille. „Hirndoping" ist ein Tabuthema. Hg. v. Saarbrückener Zeitung. Online verfügbar unter https://www.saarbruecker-zeitung.de/saarland/blickzumnachbarn/rheinland-pfalz/schueler-nehmen-ritalin-und-leistungssteigerndemittel-vor-der-pruefung_aid-47725611, zuletzt aktualisiert am 10.12.2019, zuletzt geprüft am 10.07.2022.

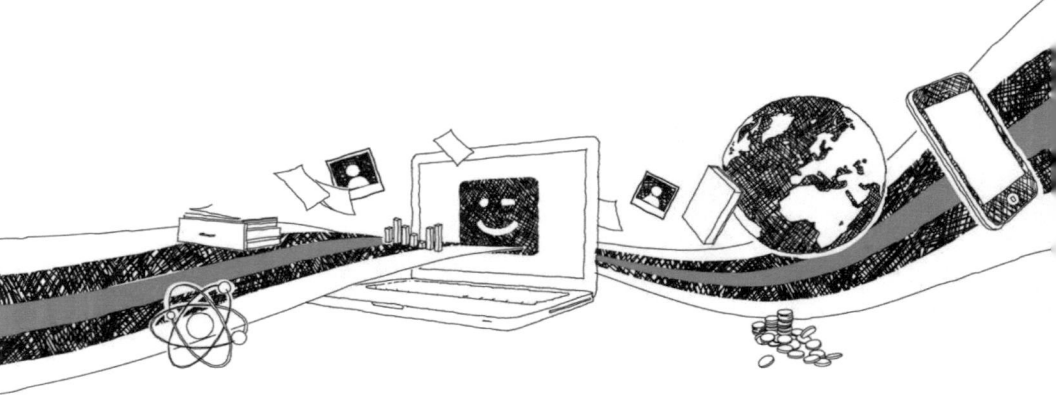
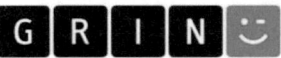